若返り！
幹細胞の科学

士

「いつまでも若々しく元気に、明るく、楽しく生きていきたい」
その願いを叶える扉が開かれる！

コスモ21

はじめに

著者は、がん患者の緩和ケアと、高齢者の終末期医療（エンド・オブ・ライフケア）をライフワークにする一臨床医で、超高齢者社会へ移行した医療現場で働いています。近年、老化を防ごうとする若返り（リバース・エイジング）に関する医療分野での研究が飛躍的な進歩を遂げ、実用化の研究と臨床が盛んに行われています。

かつて医学部大学院博士課程で、そしてポスト・ドクトラル・フェロー（博士号を持つ研究員）として渡米し、遺伝子治療研究に携わった経験がある著者は、「老化」と「若返り」の基礎研究に大いなる興味を抱きつつ、熱く注視しています。

著者は現在、臨床現場で働いているので、自分で基礎研究を重ねているわけでありませんが、一臨床医の立場から老化防止と若返りの科学に関する知見を整理整頓して、紹介してみようと考え本稿を記しました。

さて、人生百年時代を迎えた現代人にとって、いつまでも若々しく元気に、明るく、楽しく生きていきたいと願うことは自然な願望になっています。

失った機能や臓器を「再生する力」によって再び蘇らせるのが「再生医療」ですが、**その治療の要となるのが「幹細胞」です。本書は「若返り」をテーマにしていますが、そのために必要なのも、「幹細胞」の若返りにあります。**

先ほど、筆者は高齢者（老人）の終末期医療（エンド・オブ・ライフケア）をライフワークにしていると述べましたが、その視点から、まず「老化」と「超高齢社会」について歴史的・社会学的に考察してみたいと思います。

「人間五十年、下天のうちを比ぶれば、夢幻のごとくなり」と、桶狭間に向かう織田信長（一五三四〜一五八二年）が幸若舞（敦盛）を演じたのは、とても有名な話です。今は人生百年時代を迎えましたが、古今東西、老人はどのような扱いを受けてきたでしょうか？

前近代社会の日本では、文化の伝承とともに長寿者には呪力、ある種の霊的な力が備っていると考えられて、敬われていました。例えば、沖縄の長寿儀礼では、祝いに参加した人は、長寿者の手に触れ、杯をもらうことにより、その長寿にあやかり、祝福を得ることができると考えられていました。民俗学では、人は老いて死ねば、他界に赴いて死霊となり、やがて祖霊へと昇華されるという考えがあり、老人をいたわる気持ちは、神を祭る気持ちと相通じるものがありました。

六十歳の還暦の祝いに赤い頭巾とちゃんちゃんこを着る習慣に見られるように、「老いて二たび児になる」（狂言、財宝）と古くからいわれ、赤い服を着せられて他愛なく喜ぶ児のごとく誰からも好かれる好々爺となり、いずれは祖霊となり、子や孫の世代を温かく見守る人として老いていきます。

しかし、これは理想論で、老人は一般的に疎まれました。例えば、奈良時代や平安時代の和歌集である『万葉集』『古今和歌集』には、老醜、白髪を恥じて、老いを嫌悪する気持ちを歌ったものが散見されます。また、平安中期の一条天皇の中宮定子に仕えた清少納言（九六六～一〇二五年頃）が『枕草子』でとらえた老いの姿は、マイナスイメージを膨らませたものばかりです。

例えば、第五二段の「にげなきもの（似つかわしくないもの）」には、ひげだらけの老いた男性が椎（しい）の実をつまんで食べている姿や、歯も抜け落ちた老女が梅の実を食べて酸っぱがっている姿が描かれ、こきおろしています。

老いのプラス面に言及しているのは、五五段で、老人は物事の先例を知っており、その経験の豊かさが落ち着きとして現れ、見ていて難がないと記述しているところだけです。

西洋では、どうでしょうか？

古代ローマでは、老年期は人生の悲惨な延長であり、若さはその輝かしい序章であると考えられ、古代ローマ人が一貫して老人を厚遇した唯一の分野は芸術だけでした。ヨーロッパ中世（六〜十五世紀）には、キリスト教の影響で、罪のイメージを背負う老人像が出現しました。老人は、被造物の凋落、この世の虚しさを表す存在として使われるようになり、老い、呪い、罰という三位一体が出来あがります。

敬虔な作家たちの関心は、もっぱら老人の醜さに向けられ、罪を語るうえで老いの醜さは恰好のイメージを提供しました。そこでは、老いは罪の報いではないかとまで考えられました。

ただし、決して無視できない老人の役割があったことも確かです。老人は世代間の仲介者として共同体をその過去と結ぶ存在であり、夜の集会で時間を超越した話を語りました。さらに商業は、老人に新しいチャンスを与えました。商人の成功は財力で計られ、年齢を重ねるとともに利潤が蓄積されて、老齢期がその職業生活の絶頂期になります。

とにかく、日本と西洋の老いに対する態度は、全般に悲観的で、いつの時代、どこにおいても、老いよりも若さが好まれ、老人は若さを失ったことを嘆き、若者は老いの訪れを恐れていました。

もちろん、今は、何歳になろうと社会の同じ一員として平等に扱われる社会になっていますが、今も若さを失いたくない、若返りをはかりたいという思いは変わらないでしょうし、長寿社会である現代だからこそ、その思いはもっと強くなり、若返りの可能性を示す科学的な解明も進んできています。

なかでも本書では、著者がもっとも注目している「幹細胞」に焦点を当て、**「若返って老化を防ぐ」ことについて考えていきたいと思います。**結論を先に言えば、「いつまでも若々しく元気に、明るく、楽しく生きていきたいという切なる願望を叶える」ための扉は開かれつつあります。

なお、本書は幹細胞という専門的なテーマを取り上げるため、読者の皆さんの理解を助けるために、Q&A形式で話を進めることに致します。

もくじ――若返り！　幹細胞の科学

（Ⅰ）幹細胞を知る

(Ⅱ) 幹細胞と老化について知る

表紙デザイン◆中村 聡

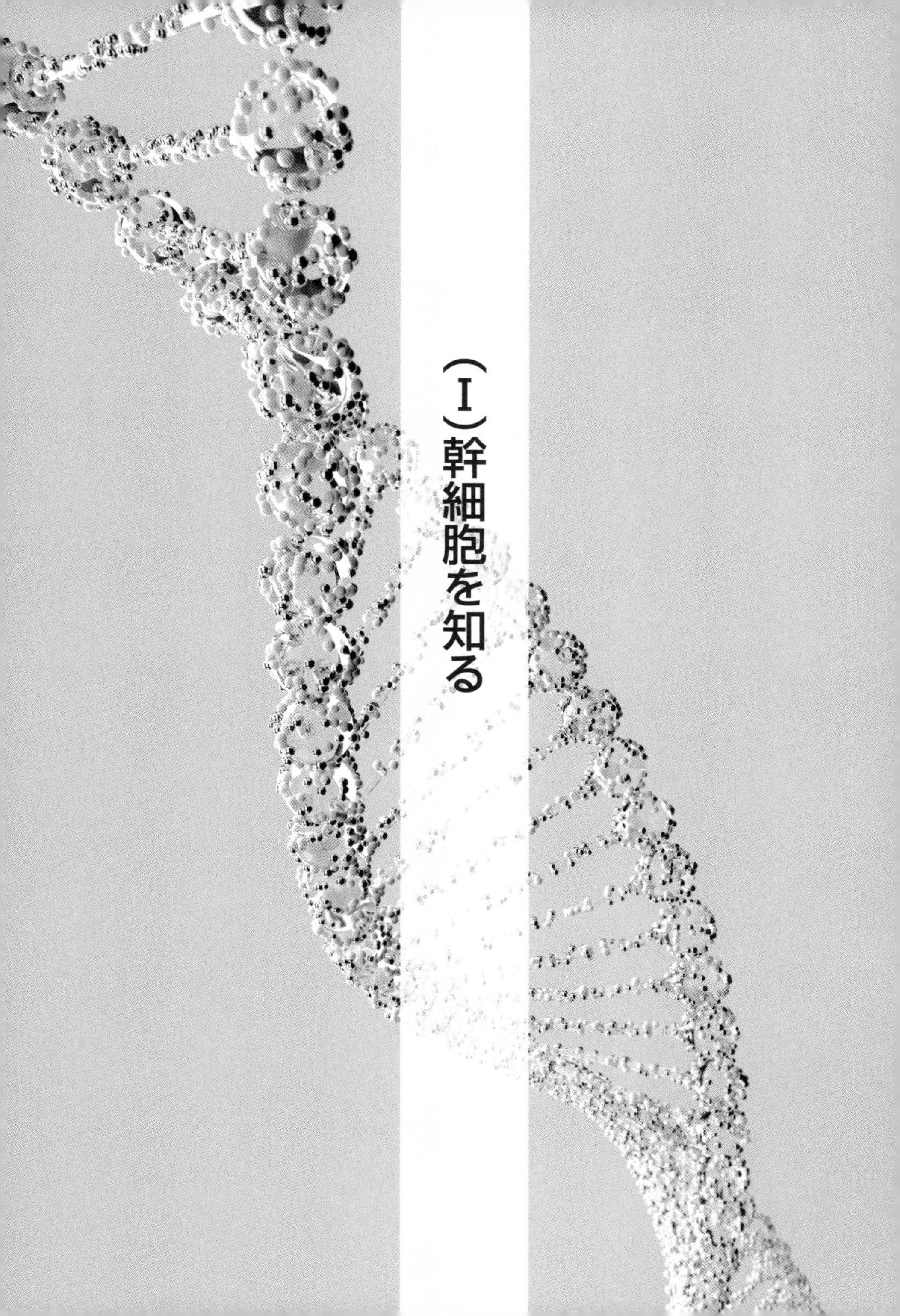

Ⅰ 幹細胞を知る

Q1 そもそも老化とは、何でしょうか？

A1 日常的には、足腰が弱くなってきた、身体の痛みを感じることが増えた、肌の張りと色つやがなくなり、白髪も増えた……そんな身体の変化に老化を感じることはよくあります。

ヒトの老化とは、成長して発達して成熟した後、衰退して死を迎えるまでの自然な変化と理解されています。その原因はいろいろありますが、根本的な原因は身体の細胞の減少と劣化にあるといわれています。年齢が進むに従い、細胞はその機能が低下して、異常が起こりやすくなり、ついには細胞分裂しなくなります。その間にガンをはじめとするさまざまな病気が引き起こされます。

とはいっても、身体を意識することはあっても、その身体を形成している「細胞」を意識することはほとんどないという方も多いでしょう。そこで、「細胞」、特に「幹細胞」を通して、科学的に「老化」について考えるところからはじめていきたいと思います。

Q2 細胞はどのようにして身体を形成しているのですか？

A2

地球上の生物は、単細胞生物から多細胞生物へと進化を繰り返してきました。その進化の頂点にあるのが「万物の霊長」であるヒトです。そんなヒトの身体も元は受精卵というたった一つの細胞から始まり、何度も分裂が繰り返されて細胞の数が増え、身体が形成されます。

細胞分裂でもっとも重要なイベントは、DNAの複製です。ＤＮＡは生物の遺伝情報である遺伝子の設計図に相当し、ひとつの生き物全体の遺伝情報を「ゲノム」といいます。受精卵から細胞分裂を繰り返して身体全体が作られていきますが、この時とても重要なのがＤＮＡ（設計図）を正確にコピーすることです。

細胞分裂を重ねて細胞の数が増えてくると、ある段階から細胞は異なる役割を持つ細胞に分化して、身体のさまざまな組織を形づくっていきます。そして身体が出来上がった後、それぞれの組織を作っている細胞は、そのまま存在し続けるわけではありません。

一つひとつの細胞は、基本的に約五十回分裂すると、分裂をやめて死に至ります。そのままでは、細胞の数が減っていき組織を維持できなくなりますから、一定期間ごとに新しい細胞と入れ替わります。

この入れ替わりの周期は組織によって異なり、一番短いのは腸管表面のヒダヒダにある上皮細胞で、数日で入れ替わります。皮膚の細胞は四週間、血液の細胞が四カ月、一番長いのは骨の細胞で四年です。つまり、ヒトの身体のほとんどの細胞は四年で新しいものと入れ替わり、「別人」になってしまうといってもいいかもしれませんが、姿形が変化することはありません。それは、徐々に老化した細胞から順番に入れ替わっていくからです。

【サイエンスパート1】ヒトの身体の細胞数と入れ替わり期間

以前、ヒトの身体の総細胞数は六十兆個といわれていましたが、2013年にヒトの細胞数を三十七兆個と推定した論文が出ました。さらに2021年1月のネイチャー・メディシンに掲載されたイスラエルのワイツマン科学研究所の論文では、**ヒトの細胞総数は約三十兆個**と報告されています。

その全細胞のうち、約90%は造血系細胞で、しかもその大半は赤血球で占められます。造血系細胞以外で細胞数が多いのは、血管内皮・表皮細胞（皮膚）・小腸や大腸の上皮細胞などですが、それは、これらの器官の量と面積が大きいからです。さらに、**体内の全細胞の1・1%に相当する三千三百億個が毎日死んでは新しい細胞に入れ替わっています。**その大半（86%）は血液細胞で、12%は腸などの消化管細胞といわれています。細胞が入れ替わる期間については先ほどふれた内容と一部重複しますが、腸管の上皮細胞は数日、免疫の重要な働きをなす好中球は1日以内、リンパ球のほとんどは数日、皮膚細胞は28～30日、舌の味蕾の味細胞は約10・5日、嗅細胞は約20～30日、赤血球は120日、骨細胞90日～数年で入れ替わります。

【サイエンスパート2】「分化」と「自己複製能」

①「分化」について

ヒトの身体は、三十兆個、二百七十種類の細胞から構成されていますが、元をたどると、たったひとつの細胞である「受精卵」に行き着きます。

受精卵は分裂を繰り返し、細胞を増やしてヒトを形づくっていきます。受精卵から生まれた細胞は、ある段階まで分裂したところで特定の役割を与えられますが、これが「分化」です。すなわち、分化とは、皮膚の細胞なら皮膚、筋肉の細胞なら筋肉、心臓の細胞なら心臓と、決められた場所で決められた役割に沿った形と機能を備えることです。

②「自己複製能」について

A2でお示ししたように細胞の寿命は一定ではなく、種類によって異なり、寿命を終えた細胞は死滅しますが、一方で新しい細胞が生まれて入れ替わります。そうして各組織の細胞が時々刻々と新旧入れ替わることで組織の機能と形が維持されています。

ところが、年齢を重ねるにつれて、新しく生まれる細胞よりも死滅する細胞のほうが増えていき、各組織の機能が低下してしまいます。若い人でも、病気、あるいは怪我により、組織の細胞数が極端に減ることがあります。

細胞には分化が起こると述べましたが、なかには特定の役割が決められていない未分化の状態で待機している細胞が存在します。この細胞は、どこかの組織で細胞数が減ってしまった時、あるいは怪我などで組織が失われてしまった時、その組織の細胞に成り代わって補充・修復する役割を担っています。

このように役割が決まっていない、逆に言えば「複数の組織の細胞になれる」細胞を「幹細胞」と呼びます。文字通りいろいろな組織の「枝葉」になることができる「幹」の細胞です。

幹細胞は役割を決められた細胞の間に紛れていて、ふだんは何も仕事をしません。例えば、皮膚に特化していく細胞の中にも幹細胞が紛れていて、何らかの理由で皮膚がダメージを受けた時に、急遽、皮膚の細胞になって修復を図ります。

Q3 幹細胞について教えてください。

A3

ヒトの身体の大本は、受精卵です。たった一つの受精卵が細胞分裂を繰り返すことで、手足や目、心臓や肝臓など複雑な機能を持つ器官を形成していきます。

ヒトの「受精卵」はどんな細胞にでもなれる「全能性幹細胞」で、この細胞は、最終的に二百七十種類の違う機能を持った細胞へと枝分かれして分化していきます。

身体の中には、「受精卵」ほどの全能性はないが、複数の種類の細胞になることのできる「幹細胞」も存在しています。

２０１２年、山中伸弥博士のノーベル医学・生理学賞受賞で一躍脚光を浴びたｉＰＳ細胞（人工多機能幹細胞）もそんな幹細胞のひとつです。この幹細胞は、身体を構成するほぼ全ての細胞になることができ、幹細胞の中でも優れた機能を持つ「多能性幹細胞」です。

ｉＰＳ細胞と同様に「多能性幹細胞」として注目されているのが「ＥＳ細胞（胚性幹細胞＝受精卵から発生が少し進んだ初期胚＝胚盤胞の中の内部細胞塊の細胞を取り

出して、シャーレの中に培養し続けることで出来上がった幹細胞)」です。

以上、三種類の幹細胞を紹介しましたが、もう一度整理すると、**受精卵は「全能性」を持つ幹細胞であり、ES細胞(胚性幹細胞)とiPS細胞(人工多能性幹細胞)は「多能性」を持つ幹細胞です。**

受精卵と同じく、多能性を持つ幹細胞も分化して「組織幹細胞」になり、人体の最前線で細胞を作り続けます。ただし、**組織幹細胞の分化能は限定的で、一般的に身体のどこに配属されるかによって作る組織が決められています。**

【サイエンスパート3】幹細胞の種類

幹細胞は大きく「多能性幹細胞」と「組織幹細胞（体性幹細胞とも呼びます）」に分かれ、両者とも「分化能」と「自己複製能」を有します。

⑴多能性幹細胞

①ES細胞

1998年、アメリカ、ウイスコンシン大学のジェームズ・トムソン博士がヒトのES細胞（Embryonic Stem Cell：胚性幹細胞）を作り出すことに成功しました。胎児と呼ばれる前の細胞のかたまりは、胚（embryo）と呼ばれます。受精卵が6～7回細胞分裂して100個ほどの細胞のかたまりになったものは「胚盤胞」と呼ばれ、この内側にある細胞のかたまり（内部細胞塊）は、人体のあらゆる細胞になる能力＝多能性を持ちます。

ヒトのES細胞は、体外受精を行った夫婦から提供を受けた余剰胚を、試験管の中で胚盤胞まで育てた上で、バラバラにほぐして取り出し、培養して増やしていきます。余剰胚の多くは廃棄される運命ですが、子宮に戻せば赤ちゃんになるはずで、胚を壊すことへの倫理的批判には根強いものがあります。

②iPS細胞（人工多機能幹細胞）

２０１２年にノーベル医学・生理学賞を受賞した山中伸弥博士（一九六二年～）の偉業は、皆さま、よくご存じと思います。多くの研究者が細胞分化を研究するなか、「分化」とは逆向きの「脱分化」＝「細胞核の初期化」の研究をやろうと考えた山中博士は、ＥＳ細胞にも着目しますが、いくら捨てられる運命にあるとはいえ、将来ひとつの生命となる可能性を持つ受精卵の利用には強い倫理的抵抗感がありました。

加えて、山中博士のゴールは医療応用なので、完全初期化した全能性幹細胞ではなくて、ＥＳ細胞と同じ性質を持つ多能性幹細胞を人工的に作り出すこと＝人工多機能幹細胞の作製を目標にします。

ヒトの十万個の遺伝子の中から、初期化に関わる百個の遺伝子を選り出し、さらに初期化を起こす可能性の高い遺伝子を二十四個まで絞り込み、「ヤマナカファクター」と呼ばれる四個の初期化遺伝子（Oct3/4、Sox2、Klf4、c-Myc）を同定しました。

山中博士は、先述のヒトＥＳ細胞を作り出すことに１９９８年に成功したウィスコンシン大学のジェームズ・トムソン博士と熾烈な先陣争い、デッドヒートを繰り広げました。そのことは、二人が論文を発表したのが同年同日だったことからもわかります。山中博士は２００７年11月20日に、『Ｃｅｌｌ』電子版に「ヒトの皮膚細胞からｉＰＳ細胞を作製した」という論文を発表しました。トムソン博士もまったく同じ日に『Ｓｃｉｅｎｃｅ』に論文を発表しました。

ＥＳ細胞とｉＰＳ細胞を用いた再生医療は、現代医学では有効な治療法がなく生命に関わり、患者の生活の質（ＱＯＬ＝クオリティ・オブ・ライフ）を著しくおとしめる難治性疾患の改善に道を開こうとしています。

例えば、パーキンソン病、脊髄損傷、角膜疾患ならびに紅斑変性症などの眼の難病、難治性の重症心不全、肝細胞の異常による先天性代謝異常症などです。

また、血小板減少症の患者を対象に細胞移植、細胞シートの移植を行う研究に応用されています。

(2) 組織幹細胞

組織幹細胞は、体性幹細胞とも呼ばれ、さまざまな組織に存在します。かつて、組織幹細胞は予め決められた一つの細胞にしか分化しないと考えられていました。例えば、血液を作る造血幹細胞であれば血液系の細胞にしか分化せず、神経系を作る神経幹細胞であれば神経系の細胞だけしか作れないと考えられていました。ところがその後の研究で、組織幹細胞の中にも多能性を持つものがあることがわかりました。

ただし、多能性といっても、ＥＳ細胞、ｉＰＳ細胞のようにすべての組織や臓器の細胞に分化するわけではなくて、限定的ですが複数の細胞に分化することが確認されました。

組織幹細胞については、五十年前からヒトを対象とした臨床と研究が盛んに行われてきています。

皆さまよくご存じの「骨髄移植」に用いられる「骨髄由来の造血幹細胞」と「骨髄由来の間葉系幹細胞」に関するものと、「自己脂肪組織由来の間葉系幹細胞」に関するもののふたつに大別されます。

五十年来の古典的な研究によると、骨髄の中に存在している幹細胞は、①「造血幹細胞（hematopoietic stem cell、ＨＳＣ）」と、②「間葉系幹細胞（mesenchymal stem cell、ＭＳＣ）です。

表１　ＥＳ細胞とｉＰＳ細胞と組織幹細胞の比較

	ＥＳ細胞	ｉＰＳ細胞	組織（体性）幹細胞
由来	受精卵から作製	体内に存在する細胞から作製	体内に存在する細胞から作製
増殖能	高い	高い	高くない
分化能	万能	万能	多分化能はあるが、限定的
拒絶反応	危険性あり	自家：なし、他家：危険性あり	自家：なし、他家：危険性あり
倫理的問題	あり	なし	なし
がん化	危険性あり	危険性あり	危険性きわめて低い
課題	倫理的問題、がん化	コスト、がん化	コスト、万能ではない

『あなたを救う培養幹細胞治療』（辻晋作著　集英社インターナショナル新書　2021年）にある表を改訂・引用

①の「造血幹細胞、ＨＳＣ」は、以下の二系統に分かれて分化していきます。

ｉ）白血球（Ｔ細胞、Ｂ細胞、単球、マクロファージ）

ⅱ）赤血球、血小板、樹状細胞、肥満細胞

②の「間葉系幹細胞」は、「骨芽細胞、軟骨芽細胞」と、脂肪細胞になる「脂肪幹細胞」に分かれていきます。

表2　間葉系幹細胞の分化

内胚葉	食道・胃・腸などの消化器系／肺・気管支・咽頭などの呼吸器系／肝臓・膵臓・膀胱・尿道・甲状腺など
中胚葉	心臓・血管・リンパ管などの循環器系／骨・軟骨などの骨格／筋肉・腎臓・脾臓・精巣・卵巣・子宮など
外胚葉	脳・脊髄・末梢神経などの神経系／表皮・爪などの皮膚／視覚・聴覚・味覚・嗅覚・平衡感覚などの感覚器系

【サイエンスパート4】間葉系幹細胞について

間葉系幹細胞について、さらに説明します。

「間葉系」というのは、身体のうちの特定の臓器を指す言葉ではなく、構造に関したものを示す言葉です。

隣の細胞と密着して層を作る細胞は上皮系細胞ですが、隣同士に間隙を持ち、間隙にコラーゲンなどの繊維が存在する細胞は間葉系細胞と呼ばれています。

イメージとしたら、立法的な組織があると仮定すると、その表面を形作るのが上皮系細胞、中身が間葉系細胞という感じです。

「間葉系」という言葉に含まれる「葉」とは「胚葉」の「葉」です。胚葉とは、受精卵が何回か分裂して成長した細胞のかたまりのことで、内胚葉、中胚葉、外肺葉に分かれ、それぞれ別の組織、臓器に分化していきます（表

2参照)。

間葉系幹細胞の利点としては、

●骨髄、脂肪組織、歯髄から比較的容易に得られること

●中胚葉系の骨芽細胞・脂肪細胞・筋細胞・軟骨細胞だけではなく、内胚葉系の内臓組織、外胚葉系の神経などの細胞に分化する能力を持っていること

などが挙げられます。

Q4 幹細胞治療について教えてください。

A4 まず、よく知られている白血病、リンパ腫の治療に実際に用いられている**「骨髄由来の造血幹細胞」を用いた骨髄移植**を例にとって説明します。

白血病、リンパ腫などの造血器腫瘍は、抗がん剤への感受性が強いので、化学療法（抗がん剤治療）が第一選択になります。化学療法により白血病細胞、リンパ腫細胞は減少して治癒も期待できますが、治癒するのはほんの一部で、抗がん剤により正常細胞も抑制されるため、抗がん剤の投与量は限られます。

造血幹細胞移植の場合、造血抑制の耐用量を超えて大量の抗がん剤投与を行い、さらに全身放射線照射の前処置（移植前治療）を行い、全身の腫瘍細胞をゼロにします。それから、さまざまな血液細胞に分化していく能力（多分化能）と、自己と同じ細胞を複製する能力（自己複製能力）を持つ造血幹細胞移植を行い、骨髄を再生させます。

この移植の最大の問題点は、骨髄細胞の中の造血幹細胞の数が少ないことです。造血幹細胞はマウスでは骨髄細胞の二万五千個に一個の頻度で存在しますが、マウスの身体全体では数千個の造血幹細胞のうち、実際に造血に関与しているのは数十個といわれています。そこで、効率よく造血幹細胞移植を行うにはふたつのやり方を用います。

❶ドナー（骨髄提供者）から採取した骨髄細胞の中から、希少な幹細胞を効率よく見つけ出します。『ウォーリーをさがせ』のように、細胞表面分子（細胞マーカー遺伝子）にコードされている膜貫通型リン酸化糖タンパク質CD34を使って探します。

❷ドナーの骨髄細胞全体の数を増やして幹細胞の総数を増やすため、ドナーに特殊な薬剤である顆粒球コロニー刺激因子＝G‐CSFを大量に投与します。

骨髄移植の大成功例は、競泳の池江璃花子（りかこ）選手です。急性リンパ性白血病からの回復を果たし、東京五輪代表に選出された池江選手は、退院から一年半も経たないうちにトップレベルのスイマーに復帰しました。池江選手は、抗がん剤治療中に感染症や臓器の機能障害などの合併症が起きたため骨髄移植（造血幹細胞移植）を受け、奇跡の復活をなし遂げました。

Q5 骨髄移植以外の幹細胞治療について教えてください。

A5 骨、軟骨、脂肪へ分化することのできる間葉系幹細胞が頻繁に臨床応用されています。

❶古典的研究の対象である骨髄由来間葉系幹細胞は、さまざまな細胞に分化する能力が高く、疾病治療・健康増進・美容効果がとても大きいですが、培養が難しいという難点があります。

そして、ドナー（骨髄提供者）は、全身麻酔下に骨髄から骨髄由来間葉系幹細胞を含む骨髄液を採取するために入院と痛みを伴う処置を求められます。

❷自分の脂肪組織の中に含まれる自己脂肪組織由来の間葉系幹細胞は、お手軽に利用できるので、この幹細胞を用いた研究は、重症虚血肢に対する血管新生治療、虚血性心不全に対する再生医療、歯周組織再生療法として行われています。

実際の症例で見ますと、股関節の大腿骨頭無腐敗性壊死の患者の場合、全身麻酔下に患者の骨盤の腸骨から百ミリリットルの骨髄液を採取して、その中に０・０１％ほど存在する間葉系幹細胞を約三週間かけて培養し、五千万個まで増殖します。その後、壊死した骨頭を手術で取り除き、血管のついた患者の骨片・人工骨を幹細胞といっしょに移植します。心筋症に対しては、細胞シートを用いた研究が有名です。

❸民間の病院・クリニックでは、幹細胞を用いた難病治療、さらに若返りと美容を詠って、自己脂肪組織由来幹細胞を用いた治療が隆盛しています。

そのやり方は、麻酔下で自分の脂肪組織を採取して、その中から自己脂肪組織由来幹細胞を抽出・培養して増やし、体内に戻すというやり方です。

自分の脂肪組織の中に含まれる自己脂肪組織由来の間葉系幹細胞は、採取と培養が簡単で、自家移植（自分の細胞を用いた移植）を行う再生医療の現場で最も頻用されていますが、培養に時間がかかること、免疫による拒絶反応の関係で自家移植しかできないこと、脂肪になることなど、分化の効果が限定的なことが欠点です。

幹細胞採取は、局部あるいは全身麻酔と手術で行い、さらに細胞の培養には清潔な専用施設、高価な培養液、専門技術を有するスタッフ陣が必要で、莫大な費用がかかります。

民間の医療施設で「自己脂肪組織由来幹細胞移植」を行った場合、最低新車一台分の料金（三百万円から一千万円以上）がかかります。**注射と手術という肉体への侵襲（ダメージ）に加え、多額の費用がかかるのが最大の課題です。**

❹現在、再生医療の研究と実践に利用される間葉系幹細胞の主な供給源は、骨髄と脂肪組織ですが、それ以外に皮膚・胸腺・脾臓などからも間葉系幹細胞が単離されています。

ただし、さまざまな組織由来の間葉系幹細胞は性質が均一ではなくて異なる点が多いのが難点です。

❺成人して見せかけの成長が止まっても、一生の間、組織が損傷を受けた時に補填する働きを持つ幹細胞（組織幹細胞）はどの組織にも存在しますが、**脳、心臓などの組織幹細胞は数がさらにものすごく少ないので、体内から組織幹細胞を分離することは困難です。**

Q6 幹細胞移植以外に幹細胞を増やす方法はありますか？

A6 生理活性ペプチドを利用します。**なかでも銅ペプチドGHK-Cuと、その前駆体のヒトペプチドGHK（グリシル-1-ヒスチジル-1-リジン）が有名です。**

1973年、ヒト血漿中のアルブミン（主に肝臓で作られるタンパク質）から銅ペプチドGHK-Cuが単離されましたが、銅ペプチドGHK-Cuの作用により、六十歳以上の高齢者の肝細胞が若い肝組織と同じように機能し始めたことが観察されました。

また、血管および神経伸長を刺激して、コラーゲン、エラスチン、およびグリコサミノグリカン合成を増加させ、皮膚線維芽細胞の機能を高めることもわかっています。GHK-Cuが組織修復を改善する能力は、皮膚、肺結合組織、骨組織、肝臓および胃の内層で実証されています。GHK-Cuによって刺激または抑制されて50％以上の変化を有するヒト遺伝子の数は、31・2％で、GHK-Cuは遺伝子の59％で遺伝子発現を増加させ、41％で抑制します。

さらに、GHK‐Cuは、ゆるい肌を引き締め、老化した肌の菲薄化（ひはくか）を防ぐ、保護皮膚バリアタンパク質を修復して肌のハリ、弾力性、透明感を改善する、小じわやシワの深さを軽減し、老化した肌の構造を改善する、神経と血管の成長を高めて、皮膚の治癒と再生＝創傷治癒活性を高める、紫外線から皮膚細胞を保護する、炎症とフリーラジカルの損傷を軽減する、といった作用を有します。

これらの作用は、GHK‐Cuが幹細胞の増殖と分化を促進させるためと考えられています。

【サイエンスパート5】生理活性ペプチドは生命維持に重要

生理活性ペプチドについて説明します。ペプチドは、アミノ酸が数個から数十個つながった構造のもので、ホルモン作用、神経伝達作用、抗菌作用など様々な生理活性作用を有しています。

ヒトの身体の中にある主な生理活性ペプチドの代表例は、インスリンです。それ以外には、脳にあって鎮痛作用を持つエンケファリン（五個のアミノ酸）、子宮にあって陣痛促進に働くオキシトシン（九個のアミノ酸）、膵臓で作られて肝臓ではたらくグルカゴン（二十九個のアミノ酸、空腹で血液中ブドウ糖が減少した時、肝臓のグリコーゲンを分解してブドウ糖の生成を促し、血糖値を上げるホルモン）などが挙げられます。

生理活性ペプチドは、ヒトの生命維持のために重要な役割を果たしています。

Q7 もっと簡単に、手軽に幹細胞を活性化させる方法はありますか?

A7

もちろんあります。

日本抗加齢医学専門医(アンチエイジング専門医)、医療法人社団康梓会Y's サイエンスクリニック統括院長、大阪大学大学院医学系研究科臨床遺伝子治療学特任教授で、医師・医学博士の日比野佐和子先生の著書『幹細胞活性化で若返り!』(講談社2019年)から引用します。

「ヒトに寿命があるように、細胞にも寿命があり、『自身の幹細胞の老化がヒトの老化』です。『なんだか、あの人、急に老けたわね』というケースを時々見かけますが、これは、幹細胞がダメージを受け続けた結果、急激にその総数が少なくなり、老化のスイッチが『ポン!』と入ってしまい、急に見た目が老けたといえます。

もし、幹細胞へのダメージを抑え、活性化し続けることが可能であれば、老化のスイッチの入るタイミングも遅くなり、健康で若々しく過ごせる時間が長くなるはず」

この本の中で日比野先生は「日比野式幹細胞活性法の要点=幹細胞の活性スイッチ

を入れる五つの方法」として、次のような生活習慣の改善を強調されています。
❶睡眠は七時間とる：良質な睡眠は自律神経を整え、脳に溜まる老廃物＝アミロイドβを除去して、認知症を防ぎ、細胞の修復、再生を促します。
❷青魚を食べる：青魚には、ヒトの体内では作られにくい必須脂肪酸であるオメガ３脂肪酸のＤＨＡ（ドコサヘキサエン酸）とＥＰＡ（エイコサペンタエン酸）が含まれており、良い油を摂ることで、体内の炎症を抑えて、細胞の老化を防ぎます。
❸深呼吸、瞑想をする：ヨガ、マインドフルネス、瞑想は、細胞レベルで身体を活性化するパワーがあり、ストレスケアをすることで幹細胞を目覚めさせて、免疫力を高めます。
❹寝る前にストレッチ、ゴロゴロする：細胞の隅々まで栄養を行き渡らせて血管機能を拡張させます。
❺赤ワイン、ダークチョコを楽しんで！：フランス人の健康維持の秘訣は、赤ワインのポリフェノールのおかげといわれており、とくにポリフェノールの一種「レスベラトロール」が赤ワインに多く含まれています。
レスベラトロールは、運動機能、血管機能、認知機能を改善させて、細胞を活性化

させ、脂肪細胞分化を抑制することにより肥満と2型糖尿病を予防する効果があります。

レスベラトロールは、赤ワイン以外にチョコレート、ピーナッツの渋皮、リンゴの皮、サンタベリーやブルーベリーなどのベリー系の植物にも多く含まれています。一日に赤ワイン一～二杯、ダークチョコ一枚六十グラムが適量です。

日比野先生は、究極のリバースエイジング（若返り方法）として「自己脂肪組織由来の幹細胞移植」も提唱し、自身のクリニックで施療されています。

ただし、幹細胞移植は、注射と手術という肉体への侵襲（ダメージ）が加わることと、高額な費用もかかることが大きな難点です。

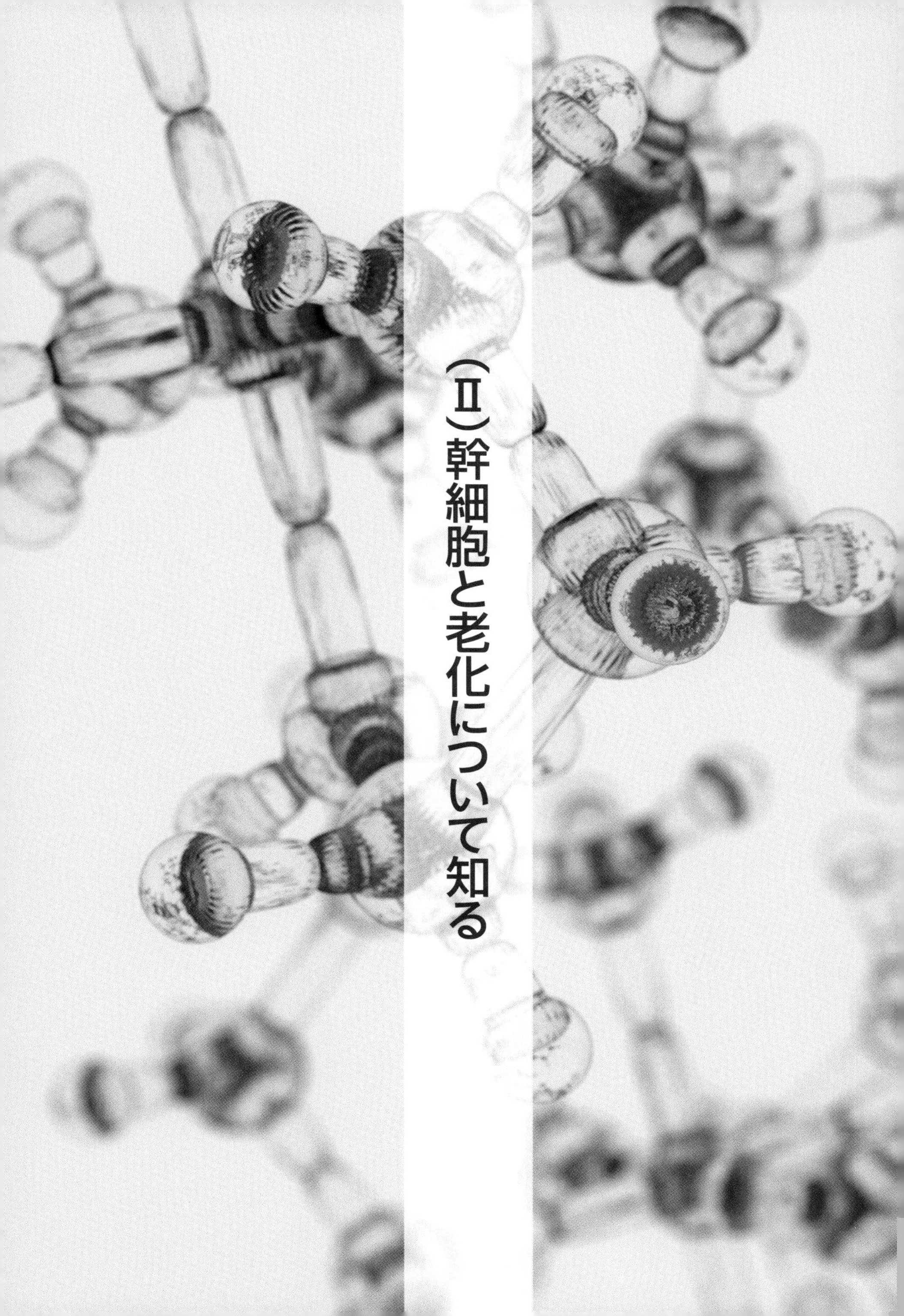

(Ⅱ)幹細胞と老化について知る

Q8 幹細胞があるのに、なぜ組織の機能低下や身体の老化が起きるのですか?

A8 その最大の理由は、幹細胞自体の老化です。

幹細胞は、基本的にはいつも一定量維持されていますが、実は幹細胞も加齢とともに老化します。老化した幹細胞は、分裂能力が低下するため、新しい体細胞を十分に供給できなくなり、身体の組織の体細胞の入れ替えが不十分になることで、機能低下が進みます。

【サイエンスパート1】で述べましたが、幹細胞の老化で最も影響が出やすいのは、免疫細胞を司る造血幹細胞の老化で、免疫に関わる細胞の生産が低下するため、病気にかかりやすくなり、いったんかかると治りにくくなります。小腸や大腸の上皮細胞の幹細胞は、分裂・分化の速度が早いので、老化した幹細胞は、がん化した新たな細胞を生み出す確率が高くなり、これが胃がんと大腸がんが多い理由です。

Q9 老化は、人間にとって自然の摂理なのですか？

A9

細胞老化が組織幹細胞で起きると、「がん抑制」と「組織再生能低下」というメリットとデメリットが生じます。

①細胞老化のメリット（利益）＝がん抑制

Ｒａｓなどのがん遺伝子を正常な培養細胞に導入すると、細胞はいったん増殖期に入るものの、進行性の細胞老化に陥り、最終的に死滅して、がんの拡がりを抑えます。

この抗腫瘍反応が、「細胞老化」の最大のメリットです。

②細胞老化のデメリット（不利益）＝組織能低下

組織における幹細胞の活性化が、臓器の再生・恒常性維持には重要ですが、老化によって

細胞老化　↓　臓器老化　↓　個体老化

へとつながっていきます。

【サイエンスパート6】細胞が老化して死なないとどうなるか？

もし、細胞が老化して死なないと、どうなるかを想像してみます。細胞の入れ替わりが起こらないので、どんどん古い細胞が溜まっていき、時間とともに細胞の中身は劣化していきます。

例えば、細胞が生きていく上では、エネルギーを作らないといけません。細胞内のエネルギー産生工場であるミトコンドリアが酸素呼吸を行い、糖を「燃やして」エネルギーを作り出しますが、この時に副産物として酸化力の強い「活性酸素」が必ず生じます。

この活性酸素は、リンパ球が細菌などの侵入者を殺菌・分解する際に利用されますが、細胞の構成成分（タンパク質、核酸、脂質）を酸化＝錆（さび）させてダメにする副作用もあります。

このような錆を取り除く機能が細胞にはありますが、その機能自身も徐々に錆ついていくので、細胞の機能は時間とともに少しずつ低下していきます。

ここで厄介なのは、機能が低下した細胞が静かに停止したまま死んでくれればいいのですが、中には異常になってしまうものも現れることです。**その典型が、細胞のがん化です。**

ゲノム（遺伝子）の変異は、DNA合成酵素のミスによって分裂のたびに蓄積し、細胞増殖のコントロールに関わる遺伝子が壊れると、制御不能になってどんどん細胞が増殖して、容易にがん化します。

変異が溜まれば溜まるほど、がん化の確率は確実に上がってくるので、ヒトの場合、五十五歳から、がんによる死亡率が急激に上昇します。

細胞のがん化を防ぐというのが、「細胞老化」の最大メリットです。

Q10 老化のメカニズムは、どこまで解明されていますか?

A10 老化研究のブレイクスルー（突破口）の研究をご紹介します。

２０１４年、米ハーバード幹細胞研究所の研究チームは、ヒトの二十歳に相当する生後二カ月のマウスと、六十五～七十歳に相当する二歳のマウスを手術で同じ循環系に結合する実験を行いました。

それによって若いマウスの血液には、年を取ったマウスの脳や筋肉の組織を若返らせる効果があることが明らかになり、その研究結果が科学誌サイエンスや医学誌ネイチャー・メディシンに発表されました。

これは、若い血液により老齢マウスが若返るという驚異の実験でした。

このチームは、ヒトとマウスに共通するタンパク質の「ＧＤＦ11」に着目しました。このタンパク質は加齢に伴い減少することがわかっており、マウスを使った実験では、ＧＤＦ11の濃度を高めると、傷ついた筋肉の回復力が復活することがわかりました。

毎日ＧＤＦ11を投与された高齢マウスは、投与されなかったマウスに比べて歯車を回せる時間が長くなり、若いネズミと同じくらい長時間走れるようになりました。

スタンフォード大学の研究チームは、若いマウスと高齢マウスの血管系を結合し、記憶を司る脳の海馬の変化を調べました。その結果、高齢マウスの海馬は、高い確率で若いマウスの海馬に近い状態になることが判明しました。

さらに2016年、米国、メイヨークリニックのヴァン・デウルセン教授が、早老症マウスを用いての実験で、老化細胞の蓄積が、生存寿命(ライフスパン)を25~30%短縮させること、老化細胞の除去がマウスの健康寿命を延ばすことを証明しました。


老化した細胞がばらまく「毒」が老化を促進することが明らかにされたのです。

サイエンスパート7 細胞の老化を誘導する要因

細胞の老化を誘導する主な要因として、以下のものが挙げられます。

❶テロメア短小化（テロメアは染色体末端にある末端小粒で、寿命の回数券と呼ばれています）。
❷がん遺伝子活性化。
❸ストレス（酸化的ストレスで錆が蓄積して、細胞内エネルギー産生工場のミトコンドリアの機能が低下します）。
❹化学療法（抗がん剤治療）、放射線療法のようながん治療。

これらによりDNA損傷が引き起こされて細胞老化が誘導され、細胞周期停止、細胞の増殖抑制へと導かれます。

加齢した個体の老化細胞は、アポトーシス（プログラムされた細胞死、後ほど詳述します）や免疫機能による除去が起こりにくく、そのまま組織にとどまる傾向があります。

この老化した残留細胞が厄介で、周りにサイトカイン（インターロイキン6＝IL6、腫瘍壊死因子α＝TNFαなど）と呼ばれる物質を撒き散らします。

本来サイトカインは、傷ついたり、細菌に感染された細胞を排除するために炎症反応を誘導して、免疫機構を活性化させる働きがあります。

しかし、組織の老化細胞から放出された場合は、炎症反応を慢性的かつ持続的に引き起こして、臓器の機能を低下させ、糖尿病、動脈硬化、がんなどの原因となることが知られています。

サイトカインは、老化細胞がばらまく「毒」ともいえます。

Q11 幹細胞の老化について、教えてください。

A11

ステムセルエイジング（幹細胞老化）の研究も進んでいます。例えば、加齢によって萎縮や機能低下が目立つ臓器の例を挙げてみます。

☆毛包：脱毛（毛包の萎縮とミニチュア化）、白髪（毛母の色素細胞不足）。

☆胃・大腸：組織幹細胞の増殖が継続的にみられ、異常増殖を経てがん化しやすくなる。数日のサイクルで細胞分裂を繰り返して、ＤＮＡのコピーミスが増える。

Q12 老化を防ぐ方法はありますか?

A12 老化細胞は、加齢とともに体内に蓄積されることが判明し、その老化細胞を取り除くことにより、加齢、加齢関連疾患のプロセスを遅らせることがわかりました。

細胞老化の誘導には影響を与えず(細胞老化によるがん抑制作用を妨げず)、生体内の老化細胞だけを選択的に細胞死へと誘導して除去する治療薬、セノリテックスの研究が2015年から進み、東京大学医科学研究所、がん防御シグナル分野教授の中西真先生の研究チームがGLS1(グルタミナーゼ1)阻害薬を開発しました。

老化細胞は、細胞分裂停止後も生体内で生き残って慢性的な炎症を引き起こす「毒」=サイトカイン(インターロイキン6=IL6、腫瘍壊死因子α=TNFαなど)をばら巻きますが、中西教授の研究チームは、老化細胞を生き延びさせるのはGLS1という酵素であることを発見し、GLS1阻害剤よりこの酵素の働きをブロックして、老化細胞を細胞死へと誘導することに成功しました。

【サイエンスパート8】 老化細胞の除去

老化細胞の除去には、

(i)細胞自身が「アポトーシス」という細胞死を起こして＝自殺プログラムを作動させて内部から分解して壊れる

(ii)免疫細胞によって食べられて除去される

の二通りの道筋があります。

アポトーシス（apoptosis）とは、多細胞生物の身体を構成する細胞の死に方の一種で、個体をより良い状態に保つために積極的に引き起こされる管理・調節された細胞の自殺、すなわちプログラムされた細胞死のことを指します。

多細胞生物の生体内では、がん化した細胞、内部に異常を起こした細胞のほとんどは、アポトーシスによって取り除かれ続けており、腫瘍の成長が未然に防がれています。

また、生物の発生過程では、あらかじめ決まった時期に決まった場所で細胞死が起こり（プログラムされた細胞死）、これが生物の形態変化の原動力として働いていますが、この細胞死もアポトーシスの仕組みによって起こります。

例えば、オタマジャクシからカエルに変態する際に尻尾がなくなるのは、アポトーシスによります。ヒトの指の形成過程も、最初は指の間が埋まった状態で形成され、後にアポトーシスによって指の間の細胞が死滅することで完成します。

シドニー・ブレナー、ロバート・ホロビッツ、ジョン・サルストン両博士は、アポトーシス解明の業績により、2002年のノーベル生理学・医学賞を受賞しました。

Q13 他に老化を抑制する方法はありますか？

A13 ❶米メリーランド州ベセスダにある米国立衛生研究所（ＮＩＨ）の米国立老化研究所（ＮＩＡ）が公開した、カロリー調整を行った三匹のネズミの実験があります。

それによると、若さを長持ちさせる秘けつは、**カロリー摂取を抑制する遺伝子操作**にあることが示されました。１９３０年代以降、ラットやネズミ、サルを用いた実験で、カロリー摂取を30％抑えると、寿命が40％延びるほか、健康維持にも効果があることが証明されています。

❷英ロンドン大学ユニバーシティー・カレッジ（University College London、ＵＣＬ）の研究チームは、ネズミを用いた実験で、タンパク質Ｓ６キナーゼ１（Ｓ６Ｋ１）の生産を抑制する遺伝子操作を行ったところ、寿命が最大で20％延びたほか、高齢化に伴う疾病の発症率も減少したと報告しています。

それによれば、遺伝子操作を施されたメスのネズミの寿命は、通常よりも20％（約

160日間)長い950日で、人間の中年に相当する600日目において、通常のネズミよりもやせ形で、骨も強固なうえ、2型糖尿病も発症していませんでした。

運動能力や認知能力も優り、免疫システムの鍵となるT細胞も「若々しかった」そうで、高齢化と共に起こる免疫力の低下を遅らせる効果が示されました。

❸長寿遺伝子と呼ばれるサーチュイン遺伝子の活性化により合成されるタンパク質、サーチュインは、老化・寿命制御因子として確立され、その活性を高めることで、老化遅延・寿命延長の効果を得ることができます。

サーチュイン活性化物質(サーチェイン・アクチベーター)は、アルツハイマー病などの神経変性疾患、動脈硬化、心不全、慢性閉塞性肺疾患、炎症性腸疾患、2型糖尿病、肥満、筋肉減少症、廃用性萎縮症に効果があるといわれています。

ビタミンB3の中に含まれる成分のひとつであるNMN=ニコチンアミド・モノ・ヌクレオチドは、サーチュイン活性化物質として注目されています。

NMNを多く含む食品としては枝豆、ブロッコリー、キュウリが挙げられますが、サーチュインを活性化させるのに必要なNMN100㎎を食品から摂取する場合は、ブロッコリーを40㎏も食べる必要があり、NMNの点滴療法が提唱されています。

❹前述したように、細胞内のエネルギー産生工場であるミトコンドリアで酸素呼吸が行われ、**糖を「燃やして」エネルギーを作り出す際に、酸化力の強い「活性酸素」が生じます。若い時は、活性酸素分解酵素により酸化ストレス（錆）を克服できますが、40代を過ぎると活性酸素分解酵素が急減して、酸化ストレスが蓄積していきます。**

酸化ストレスの蓄積を緩和するお手軽な手段としては、抗酸化作用のある食べ物、レモン、かぼちゃ、トマト、鮭の摂取がお勧めです。

結語 「再生＝若返り」のカギは幹細胞

ヒトの身体は、三十兆個、二百七十種類の細胞から出来ていますが、もとをただせばたった一個の受精卵から出発します。

再生医療、再生医学が興隆して、「再生」という言葉をよく耳にしますが、「再生」＝「若返り」を「細胞」の観点から見直してみると、「幹細胞」がカギになります。

「幹」のような細胞を使って、損傷した「枝葉」である組織と臓器を修復するのはもちろんですが、「若返り＝老化を防ぐ」方面でも幹細胞治療はとても有効です。

人生100年時代を迎え、老化のメカニズム、老化を抑制する研究と臨床が日進月歩で進められていますが、この流れは以下の2点に要約されます。

❶体内の老化細胞だけを選択的に効率よく除去する。

そのための薬＝セノリテックスの研究は着々と進行中で、近い将来、その薬の恩恵に与ることができるようになるはずです。

❷体内の組織幹細胞の数を増やして、老化を防ぐ。

医療現場では、組織幹細胞移植という形で頻々と行われていますが、「幹細胞の科学」の進歩によって、組織幹細胞の数を増やして老化を防ぎ、若返りを可能にする方法が次々と登場してくることでしょう。

【サイエンスパート9】現在の幹細胞科学に至る医学の道

現在の分子生物学、さらには幹細胞科学へと至る医学の道のりについて、著者の主観を交えて俯瞰してみます。

(1)1953年、ジェームズ・ワトソン博士(一九二八年〜)とフランシス・クリック博士(一九一六〜二〇〇四年)によってDNAが二重らせん構造であることが解明され、ふたりは1962年にノーベル生理学・医学賞を受賞します。その偉業に至るまでの研究者たちの熾烈な競争と生々しい葛藤をワトソン博士が、『二重らせん』(1968年)という本の中で活写されました。

高校生の著者は、その邦訳本を父の書架から見つけ出して読み、衝撃を受けましたし、大学医学部に入学してからは、ワトソン博士が書いた分子生物学の教科書の日本語版をむさぼり読んだ記憶があります。

(2)次に衝撃的なニュースは、1997年の『ネイチャー』に掲載されたクローン羊ドリーの論文です。エジンバラのロスリン研究所のイアン・ウィルムット博士のチームが雌羊の乳腺細胞を培養して、その細胞を、核を取り除いた未受精卵に融合させて受精卵を作製。その受精卵を代理母（仮親）の羊の子宮に植えつけてクローン羊を作りました。

６歳の大人の雌羊から採取された乳腺細胞を、血清濃度を10％から０・５％に下げた培地で５日間培養しますが、この「血清飢餓培養」が大人の乳腺細胞を、細胞周期の進行が停止したＧ０状態＝すべての遺伝子の「休息＝睡眠状態」に導きます。

次に、別の雌羊にゴナドトロピン・リリーシング・ホルモン（ＧｎＲＨ）を注射して、28～33時間後に卵巣から未受精卵を排出させ、それをすぐに採取して顕微鏡下の操作で核を取り除き、核に含まれるＤＮＡをすべて取り除きます。この核を取り除いた未受精卵と、先ほど「休息＝睡眠状態（Ｇ０状態）」にした細胞を電気刺激により融合させ、この受精卵を６日間培養して、桑実胚（16細胞に分割した状態）になった時点で仮親の子宮に移植すれば、クローン羊作製は終了します。

すでに機能分化を終えた大人の乳腺細胞は、一個の個体を発生させる能力がないというのが、それまでの発生学・生物学の常識でしたが、**「血清飢餓培養」により、分化を終えた大人の細胞の遺伝子を初期化させて、発生のプロセスを再起動させることが可能であることが証明されました。**

クローン技術とは、同じ遺伝子を持つ個体を新たに作ることを可能にした技術で、エジンバラのロスリン研究所では、今まで酵母や大腸菌などの微生物の遺伝子を組み替えて製造していた薬品の生産を、遺伝子組み替えしたクローン羊やクローン牛を使ってミルクの中に大量生産する計画を進めました。

がん治療に使用するインターフェロン、赤血球の分化を促進するエリスロポエチン、骨髄細胞増殖を特異的に促進する顆粒球コロニー刺激因子（G-CSF)、血栓溶解剤である組織プラスミノーゲンアクチベーター、フィブリノーゲン（線維素原)、血友病患者のための血液凝固因子、成長ホルモンなどの生産が難しい高価なタンパク質を大量に含むミルクを出す家畜を生産する計画でした。

こうして、不可能といわれていた哺乳類の大人の細胞核の初期化が実現しました。

(3)1997年~2000年まで遺伝子治療研究のポスドク留学をした著者は、アメリカ、ボストンのマサチューセッツ工科大学留学中に利根川進先生（免疫学の分野で、多様な抗体を生成する遺伝的原理を解明し、1987年に日本人初のノーベル生理学・医学賞を受賞）に何度かお目にかかりましたが、『精神と物質』（利根川進・立花隆著 文春文庫 1993年）という著書は、分子生物学の黎明期から軌を一にした歩みを成してきた利根川先生の自伝的なドキュメントです。分子生物学が赤ん坊から成人にまで成長する過程がよく理解できて、著者の心に残る一冊でした。

(4)次は、ｉＰＳ細胞（人工多機能幹細胞）の発明で、２０１２年にノーベル医学・生理学賞を受賞した山中伸弥博士（一九六二年〜）の研究です。

本書前半で述べたことと重複しますが、山中博士は、クローン羊ドリーの誕生＝哺乳類の大人の細胞が完全に初期化することの証明に深い感銘を受け、ＥＳ細胞に着目しますが、強い倫理的抵抗感がありました。

そして、ＥＳ細胞と同じ性質を持つ多能性幹細胞を人工的に作り出す＝人工多機能幹細胞の作製を目標にして、「ヤマナカファクター」と呼ばれる四個の初期化遺伝子を同定して、ｉＰＳ細胞を作製した偉業によりノーベル賞を受賞されました。

山中先生は、ｉＰＳ細胞の医療への利用法を三つ挙げています。

❶「再生医療」では、ｉＰＳ細胞から目的の細胞、組織、臓器を作り、傷ついた組織や臓器の再建に利用します。

❷「病気の原因究明」では、患者のｉＰＳ細胞を患者の細胞へと変化させて、患者の細胞の性質、異常を生じる過程を詳しく調べます。

❸「新薬の開発」では、患部の細胞に薬の候補物質を添加して効能と毒性を調べます。

著者は、2000年8月に遺伝子治療研究の生活を終えて帰国し、2001年から大学の医局人事で外科医として臨床に復帰しましたが、遺伝子治療、再生医療などの先端医学の行方には、常に目を光らせて注視していました。山中先生のiPS細胞作製の話を聞いて、その当時から、将来ノーベル賞受賞は間違いなし、ということと、遺伝子治療の終焉を強く確信しました。

(5)iPS細胞から果たして「生命」を作れるかいなか。人類は、「生命」を神のごとく自由自在に操り、生み出すことができるかどうかという話題です。

精子幹細胞(精原幹細胞)は、マウスの精巣の精細管内の生殖細胞の中に0・02～0・03%ほど存在します。京都大学の篠原隆司教授の研究チームが、精子幹細胞の長期培養法を開発して、悪性腫瘍に対する抗がん剤治療、放射線療法の副作用としての男性不妊に悩む患者に対して、解決の道を切り開きました。

2012年、マサチューセッツ総合病院(MGH)生殖生物学ビンセントセンターのジョナサン・テイリー博士が、卵巣全体の細胞の中から1%未満の卵母細胞(卵細胞)の幹細胞を発見。卵子の数は生まれながらにして決まっているという長年の定説を覆して、出産年齢の女性は卵子を新しく作り続けていることを証明し、女性の生殖能力の向上につながる可能性を示しました。

卵母細胞の幹細胞に関しては不明ですが、精子幹細胞については、遺伝子操作が可能で、精子幹細胞の遺伝子を改変して受精卵を作り上げると、ゲノム編集されたデザイナーベビー作製が可能になります。

ヒトから採取した精子幹細胞のiPS細胞と、ヒトから採取した卵母細胞のiPS細胞をかけ合わせて受精卵を作製して、その受精卵をヒトの子宮に戻したら、新たなヒトが誕生します。

さらに思いのままにゲノム編集されたデザイナーベビーを誕生させることで容姿端麗、肌の色・毛髪・瞳の色も自由自在、病気知らずの完全な健康体、頭脳明晰、運動神経抜群で絶対音感を持つといった完全無欠な人間の作製も夢物語ではなくなります。

幹細胞の科学により、完全に人工的に「受精卵」の作製が可能になり、そこに生殖医療の技術も加わると、人類は「生命」を自由自在に操れることになりますが、神の領域を侵すという生命倫理（バイオエシックス）の問題になるので、これ以上の議論は割愛します。

⑹少し横道にそれて、著者の個人的主観の話をします。

ＬＧＢＴ法案、男女のジェンダー問題の話題が、テレビ、マスコミで大々的に取り沙汰されていますが、どうしてヒトは「男性」「女性」とふたつに分かれているのか？という素朴な疑問を改めて抱いて、いろいろと調べました。

生命誕生から二十億年。大腸菌やアメーバ、さらに植物のような「一倍体生物」（＝遺伝子を一セットだけ持つ生物）が誕生して、自己複製能力を持つ生命が誕生しました。それから生命の進化が始まり、ヒトを含む動物のように遺伝子のセットを二つ持つ「二倍体生物」が誕生して、性別が出来ました。それにより、二倍体生物は、雄と雌が協力して個体を増やすようになりました。

雄と雌は、それぞれ自分の持つ二セットの遺伝子をまぜこぜにして、そこから一セット分の遺伝子を生殖細胞（例えば、精子と卵子）に収めます。両親の生殖細胞が出会うと、二セット分の遺伝子を持つ子＝ひとつの個体が誕生しますが、こうして生まれた子の遺伝子セットは、他の誰とも違う組成を持つことになります。

その結果、二倍体生物の遺伝子セットのバリエーションが豊富になり、温度、病気に対する抵抗力に差が出来て、環境が一変した場合に生物種が全滅してしまう可能性を低くすることができます。

異常な遺伝子を持つ個体は、成長できずに死んでしまうかもしれませんが、二倍体生物の場合は、遺伝子セットを二つ持つので、片方の遺伝子セットに異常があったとしても、もう片方が正常であれば成長することができます。

ヒトと動物における「老化」と「死」は、こうして男性、女性の二性に分かれたことから生じたわけで、ヒトには、「老化」という自然の摂理が課されました。

本書のタイトルは「幹細胞の科学」ですが、人類が幹細胞の性質や働きを知ることで、いかに「細胞の若返り＝老化予防」が可能になるかを理解する助けるになることを願っています。

【参考文献】

①もっとよくわかる！　幹細胞と再生医療　京都大学iPS細胞研究所　長船健二　羊土社　2014年
②総力戦で挑む　老化・寿命研究　編集　今井眞一郎、吉野純、鍋島陽一　実験医学増刊　羊土社　2017年
③老化細胞を標的としたSenoliticsへの挑戦　実験医学　羊土社　2022年
④造血幹細胞移植ポケットマニュアル　編集　国立がん研究センター中央病院造血幹細胞移植科　福田隆浩　医学書院　2018年
⑤アンチエイジング診療　23のエッセンス　医学のあゆみBooks　医歯薬出版株式会社　2019年
⑦最新ES細胞iPS細胞　別冊　Newton　2020年
⑧生物はなぜ死ぬのか‐現代人のための生物学入門　東京大学教授　小林武彦著　講談社現代新書　2021年
⑨あなたを救う培養幹細胞治療　辻晋作著　集英社インターナショナル新書　2021年

庭野元孝（にわの もとたか）

1959年、兵庫県西宮市生まれ。1985年、京都大学医学部卒業。1985年、聖路加国際病院外科医局入局。1998年、京都大学大学院医学研究科博士課程修了、医学博士。1998年～2000年、アメリカ・ボストンのMIT（マサチューセッツ工科大学）で遺伝子治療研究。Harvard Medical SchoolのBrigham＆Women's Hospitalにポスドク留学。帰国後は、京都大学の関連病院で外科医として勤務。2010年からはメスを置き、総合診療医ドクターとして、救急医療と高齢者医療の最前線で活躍。

若返り！　幹細胞の科学

2022年9月21日　第1刷発行

著　者――――庭野元孝

発行人――――山崎 優

発行所――――コスモ21

〒171-0021　東京都豊島区西池袋2-39-6-8F

☎03(3988)3911

FAX03(3988)7062

URL https://www.cos21.com/

印刷・製本――中央精版印刷株式会社

定価はカバーに表示してあります。

ISBN978-4-87795-419-2 C0030